AF299407

Hommage

Au Professeur MONPROFIT

Membre Correspondant National
de l'Académie de Médecine de Paris

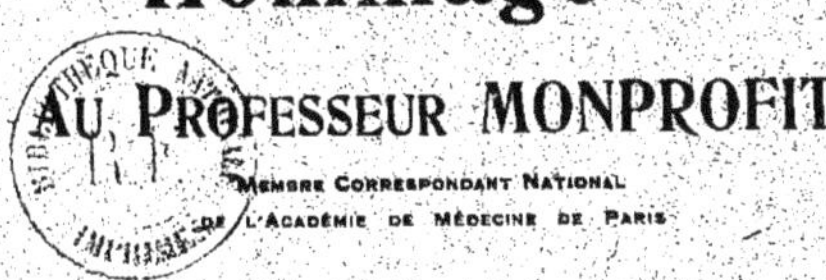

SES CONFRÈRES
SES ÉLÈVES

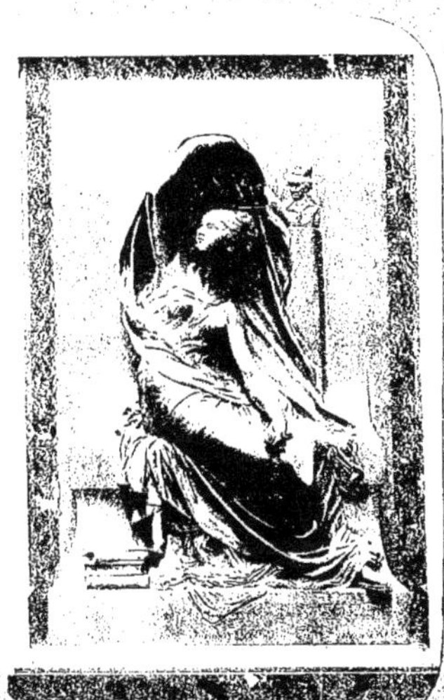

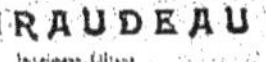

J. SIRAUDEAU
Imprimeur-Éditeur
— ANGERS —

Hommage

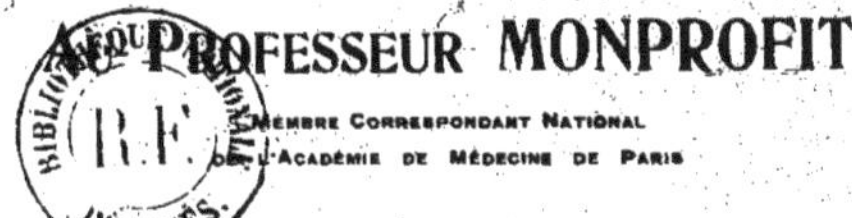

Au Professeur MONPROFIT

Membre Correspondant National
de l'Académie de Médecine de Paris

SES CONFRÈRES
SES ÉLÈVES

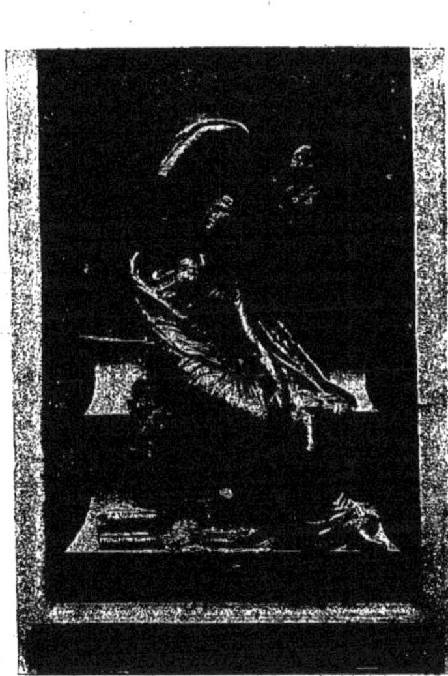

J. SIRAUDEAU
Imprimeur-Éditeur
— ANGERS —

MANIFESTATION SYMPATHIQUE DU CORPS MÉDICAL

EN L'HONNEUR

DU

Professeur MONPROFIT

à l'occasion de son Élection à l'Académie de Médecine de Paris

※ ※ ※

L'Académie de Médecine, dans sa séance du 22 mars, élisait membre correspondant national le Professeur Monprofit d'Angers.

C'était pour le chirurgien angevin la consécration légitime de vingt années d'un travail opiniâtre, d'une science incontestée, d'un dévouement et d'un désintéressement professionnels, auxquels les confrères d'Anjou ont depuis longtemps rendu hommage en confiant à Monprofit la Présidence de l'Association médicale de Maine-et-Loire.

Professeur de clinique chirurgicale, Chirurgien en chef de l'Hôtel-Dieu, chargé d'un des services hospitaliers les plus importants de province, porté par ses pairs à la Présidence du Congrès de chirurgie de 1906, plusieurs fois Lauréat de l'Académie de médecine et de l'Institut (Académie des Sciences), membre de nombreuses sociétés savantes françaises et étrangères, Monprofit, doué d'une prodigieuse activité, a publié et publie tous les jours des travaux qui font l'honneur de l'Anjou et contribuent au bon renom de la Science française.

Naguère encore, l'Exposition internationale d'Hygiène de Londres valait à Monprofit la plus haute récompense pour une série d'ingénieux appareils destinés à assurer les progrès de l'Art chirurgical.

Aussi, un groupe d'élèves et de confrères fut-il le bienvenu quand il prit l'initiative de fêter la nomination du Professeur Monprofit comme membre correspondant national de l'Académie de Médecine.

Le comité composé de MM. les Docteurs Hébert de la Rousselière, Thibault, Spillmann, Garraud, Labesse, Joseph Martin, Canonne, Souvestre, et de MM. Hébert de la Rousselière fils, interne, Bousseau, interne provisoire et Archambault, étudiant, fit appel à tous les confrères et élèves du Maître pour offrir au nouvel académicien un souvenir en commémoration de son élection.

La fête fut fixée au dimanche 5 juin, au moment où la ville d'Angers, dont Monprofit est maire, inaugurait son meeting d'aviation.

Cette magnifique manifestation d'hommage cordial, de sympathie, de respectueuse et chaleureuse amitié à l'égard d'un homme qui est demeuré fidèle à sa petite patrie, qui en est l'honneur et la gloire, dont les travaux font aujourd'hui autorité, a obtenu plein succès.

Près de cent cinquante convives, docteurs en médecine, chirurgiens, internes, étudiants, étaient réunis dans la grande salle des fêtes de l'Hôtel d'Anjou, magnifiquement décorée de fleurs et de plantes vertes.

A la table d'honneur, M. le Professeur Schwartz, de l'Académie de Médecine, préside, ayant à sa droite M. le Professeur Monprofit, et à sa gauche M. Delagenière, du Mans, qui, on s'en souvient, a été élu le même jour que M. le docteur Monprofit, membre correspondant de l'Académie de Médecine.

A la même table, se trouvent M. le Professeur Depage, de Bruxelles ; MM. les docteur Thibault, Hébert de la Rousselière père, Troché, Guichard, Hacque, Fortin, Peysionné, Petrucci ; M. Frémy, conseiller général ; MM. les docteurs Labesse, Mullois, Bordas, Lepage, Larivière, Milsonneau, Meignant, Picard, Spillmann, Fiévé, Lionet, Kaufmann, MM. Hébert de la Rousselière fils et Granval, internes à l'Hôtel-Dieu, etc., etc.

On fit honneur au menu, excellemment composé ; faut-il, selon la formule, ajouter que le repas fut empreint de la plus franche cordialité et de la plus aimable gaîté ? Aussi l'heure des toasts arriva vite.

Les excusés. — Lettres et télégrammes

M. le docteur Canonne donne lecture des lettres et télégrammes d'excuses.

Parmi ces lettres, nous remarquons celle de l'illustre docteur Kœberlé, de Strasbourg, qui regrette, en raison de son âge — 83 ans — du ne pouvoir se rendre à l'aimable invitation du Comité.

M. le Professeur Kallionzis, d'Athènes, écrit : « Comme un des fidèles amis et admirateurs de M. le Professeur Monprofit, j'ai l'honneur de vous envoyer mon adhésion et ma souscription pour l'œuvre d'art qui sera remise au nouvel académicien. »

Le docteur Mignon, de Paris, dit : « J'ai conservé pour Monprofit, non seulement des sentiments d'amitié, mais une admiration qui va croissant avec les années. Les hommes de sa trempe sont si rares qu'on ne saurait trop les honorer. »

Le Professeur Jeanbrau, de la Faculté de Médecine de Montpellier, écrit aux organisateurs : « Je vous suis reconnaissant de m'avoir informé de la manifestation que les amis et les élèves organisent pour fêter M. Monprofit. Je me joins à eux avec plaisir, car j'ai pour M. Monprofit la plus grande estime et la plus vive sympathie. Il fait honneur à la chirurgie française et à la chirurgie provinciale en particulier. »

Le docteur Legrand, de Montauban, dit : « Comme bien d'autres, j'ai été particulièrement heureux d'apprendre l'élection du docteur Monprofit comme membre correspondant de l'Académie de Médecine et je félicite de grand cœur l'ancien camarade devenu un excellent maître. »

Le docteur de Lostalot, de Biarritz, est heureux de s'unir à tous les convives qui fêtent Monprofit.

M. le docteur Peton, maire de Saumur, écrit : « ... Je ne puis assister au banquet de dimanche. Veuillez m'en excuser auprès de M. Monprofit. Je serai dimanche par la pensée avec ceux qui fêteront le grand chirurgien angevin dont j'apprécie depuis de longues années le bon cœur et la belle intelligence.

M. le docteur Coutand, de Saumur, regrette de ne pouvoir assister au banquet.

... « Après avoir applaudi aux éloges mérités que vous ne lui ménagerez pas, j'aurais voulu rappeler la bienveillance avec laquelle il tendit le premier la main à notre M. M. F. R. alors nouveau née (1), aujourd'hui grande fille prospère, toujours heureuse et fière de s'appuyer sur lui. Les hauteurs de l'art où il est arrivé sont prestigieuses, mais celui-là seul atteint la perfection et mérite l'hommage de notre affection qui, de si haut ne perd pas de vue les confrères demeurés bien en arrière dans la plaine, quelquefois dans le marais, et met volontiers son activité et son autorité au service de leurs légitimes intérêts. Le président d'honneur de notre mutuelle n'ignore ni notre admiration, ni notre reconnaissance, mais nous aimons à le redire. »

Le docteur G. Lepage, de Paris, s'excuse également.

M. le docteur Bonnardière-Chaptal, des Arcs, (Var), regrette de ne pouvoir assister à ce banquet et exprime « sa plus haute estime pour le grand chirurgien dont l'Académie et le Parlement ont su faire à la fois la précieuse conquête. »

Parmi les autres excusés, signalons également MM. les professeurs Ceccherelli, de Parme (Italie), Kuester, de Charlottenbourg ; Dudley Tait, de San-Francisco ; Eiselsberg, de Vienne ; Huchard, de Paris ; Walther, de Paris ; Giordano, de Venise ; de Lapersonne, Redard, Marfan, de Paris, etc., etc.

Discours de M. le Docteur SCHWARTZ, membre de l'Académie de Médecine

Puis M. le docteur Schwartz, membre de l'Académie de Médecine, prend le premier la parole.
Il s'exprime ainsi :

« Mon cher Monprofit,

« Quand on m'a fait part de la manifestation d'estime et de sympathie qui s'organisait en votre honneur, j'y ai applaudi de tout cœur et je m'y suis associé. J'espérais toutefois passer dans le rang et vous témoigner néanmoins par ma présence, au milieu de vos confrères, élèves et amis, toute la part que je prends à votre joie. Mon titre d'ancien président de la Société de Chirurgie à laquelle vous appartenez depuis 1892 déjà, me vaut le plaisir de prendre la parole et je vais en profiter pour vous dire tout de go, ce que je pense de vous, quitte à effaroucher votre modestie. Il y a longtemps déjà que je vous connais, mon cher ami. Vous rappelez-vous le creux poplité et la gangrène sénile, questions qui vous furent données lors de votre concours d'internat dont j'étais juge et où vous avez été nommé.

Parmi la pléiade de ces internes qui, quittant Paris sont allés porter la bonne parole aux quatre coins de notre belle patrie, et font briller le beau renom de la Chirurgie française, vous êtes certes un de ceux dont nous puissions à juste titre nous enorgueillir. Pour mon compte, c'est toujours avec la plus vive attention et avec le plus grand plaisir que j'ai lu votre journal, l'*Anjou Médical*, un peu vôtre, ou en dehors des communications que vous faisiez aux grandes Sociétés et compagnies savantes, se trouvait le récit de votre vie chirurgicale courante. Très rapidement nous vous avons vu prendre possession de cette chirurgie des viscères, en particulier de celle de l'estomac que vous avez spécialement cultivée pour le plus grand bien de vos confrères. Grâce à votre autorité, aux succès de vos interventions toujours fondées sur un diagnostic clinique judicieux, appris à l'école des Tillaux, des Terrier, vous avez pu baser vos appréciations sur des chiffres que pouvaient vous envier bien des collègues de centres plus importants.

(1) *La Mutuelle Médicale Française de retraites.*

« Vous avez su, mon cher Monprofit, créer à Angers, votre ville natale qui doit être fière de son fils, un centre chirurgical qui brille d'un éclat exceptionnel.

« Aussi, est-ce avec empressement et joie que la Société de Chirurgie vous a ouvert ses portes comme l'Académie vient de vous ouvrir les siennes.

« Puissiez-vous longtemps encore, faire profiter vos confrères, vos élèves, vos concitoyens de tous les bienfaits de votre science et de votre pratique ; ie le souhaite de tout cœur en levant mon verre en votre honneur et à votre santé. »

M. le docteur Schwartz, aux applaudissements de l'assistance donne l'accolade à MM. Monprofit et Delagénière.

Discours de M. HÉBERT DE LA ROUSSELIÈRE fils, au nom des internes et des étudiants

M. Hébert de la Rousselière fils, au nom des internes et des étudiants, s'exprime en ces termes :

« Mon cher Maître,

« C'est au nom de mes camarades d'internat, au nom des étudiants en médecine d'Angers, que je viens aujourd'hui vous féliciter de votre nomination de membre correspondant de l'Académie de Médecine.

« Ce que j'éprouve tout d'abord en ce jour et ce qu'éprouvent, j'en suis certain, tous ceux que j'ai l'honneur de représenter ici, c'est un sentiment de légitime orgueil.

« Celui, en effet, dont la renommée chirurgicale est aujourd'hui universellement connue, celui que le 19ᵉ Congrès de Chirurgie a choisi comme son président, celui enfin qui, par ses nombreux travaux, par sa haute valeur scientifique, vient de mériter ce nouveau titre de gloire, celui-là, dis-je, nous l'avons eu et nous l'avons encore comme maître.

Tous nous nous souvenons de ces matinées d'hôpital où l'habileté du chirurgien, croissant avec les difficultés opératoires, se fait un jeu des cas les plus ardus et des situations les plus périlleuses.

« Tous nous ne pouvons oublier les leçons du Maître, et les étudiants les plus indifférents se laissent entraîner par cette conviction et cette assurance qui viennent en souligner chaque mot.

« Oui, mon cher Maître, nous resterons toujours fiers d'avoir été vos élèves, je n'en veux comme preuve que la présence ici d'anciens étudiants d'Angers, qui maintenant à Paris, ont tenu à montrer qu'au milieu de la ville de toute science, parmi les maîtres les plus éminents du monde médical et chirurgical, ils n'avaient point oublié le professeur d'Angers et qu'ils gardaient pour lui, comme m'écrivait l'un d'eux, la meilleure part de leur admiration et de leur sympathie.

Mais ce n'est pas seulement le savant que nous avons appris à connaître chez vous ; aussi à ce sentiment d'orgueil que nous éprouvons devant les gloires de notre maître, se mêle une joie véritable. Si parfois, en effet, les salles de la clinique chirurgicale ont résonné sous les remontrances un peu vives du professeur, si quelques étudiants se souviennent d'avoir éprouvé sur leurs épaules la solidité du poing du chirurgien, tous savent aussi, confirmant cette parole du poète, que

Les cœurs de lion sont les vrais cœurs de pères,

tous savent, dis-je, la sollicitude dont vous entourez vos élèves, devenant tour à tour pour eux et le conseiller le plus sûr pour leur avenir médical, l'aide souvent indispensable pour leurs études actuelles, et l'ami qui trouve encore le temps, malgré ses occupations nombreuses, de visiter lui-même l'étudiant que la maladie a fait manquer le matin à l'appel du service.

« Et cette sollicitude, nous vous voyons la reporter au lit du malade, nous apprenant ainsi par votre exemple qu'un médecin, quelque savant qu'il soit, ne doit point se contenter d'apporter à la souffrance les secours de son savoir, mais qu'il doit y ajouter les secours du cœur qui sont souvent encore, hélas, les seuls que notre thérapeutique actuelle nous permette d'employer.

« Aussi, cher maître, nous devrions aujourd'hui goûter un plaisir parfait et cependant nous ne pouvons étouffer complètement en nous une pensée qui revient à chaque instant arrêter nos rires et modérer nos élans. C'est qu'en effet, bientôt vous allez nous quitter pour porter à la Chambre cette vigueur et cette énergie que vous avez montrées comme professeur.

« Permettez du moins, cher Maître, à vos anciens internes, à vos anciens élèves, permettez-moi tout particulièrement de vous apporter ici une dernière marque, un dernier témoignage de notre vive admiration et de toute notre bien sincère affection. »

Discours de M. le Professeur DEPAGE, de la Faculté de Médecine de Bruxelles, secrétaire général de l'Association Internationale de Chirurgie

M. le docteur Depage, de Bruxelles, parle ensuite :

« Mon cher Monprofit,

« Dès que je fus prévenu de la manifestation projetée en ton honneur, je me suis promis d'être au nombre des amis qui te fêtent aujourd'hui.

« Je t'apporte le salut de la Société Belge de Chirurgie qui est fière de te compter parmi ses membres.

« Je te félicite aussi au nom de la Société Internationale de Chirurgie dont tu es l'un des membres fondateurs, et l'un des associés les plus actifs.

« Ton élection à l'Académie de Médecine est un événement heureux dont nous nous réjouissons sincèrement, mais, malgré l'importance incontestable d'un tel honneur, permets-moi de te dire, mon cher, qu'il n'est que le prétexte de notre présence ici : ce n'est pas seulement l'Académicien que nous venons ovationner, c'est le chirurgien émérite, l'auteur érudit et inlassable, le président honoraire du Congrès de l'Association française de Chirurgie, le Député, le Maire d'Angers, et par dessus tout, l'ami dévoué et loyal, le compagnon enjoué et accueillant que nous aimons cordialement !

« Voici près d'un quart de siècle que le bienveillant hasard nous a réunis à Vienne, dans les services de Billroth et d'Albert. T'en souvient-il ? Depuis, jamais le moindre nuage n'a traversé notre amitié.

« Je bois à ta santé, mon cher ami, et je me permets d'associer aux vœux que je t'adresse, une pensée de vive sympathie pour la compagne aimante et dévouée qui t'a suivi dans ta brillante carrière, et dont nous connaissons l'aimable modestie. »

Discours de M. le Docteur DELAGENIÈRE, du Mans, membre correspondant de l'Académie de Médecine

M. Delagenière prend ensuite la parole :

« MES CHERS CONFRÈRES,
« MON CHER AMI,

« Ce n'est peut-être pas sans un certain étonnement que vous me voyez prendre la parole aujourd'hui et rompre avec mes habitudes de silence et de recueillement. Et si, mon cher ami, je modifie ma manière de faire, c'est en ton honneur, c'est en raison de la solennité des circonstances, c'est parce qu'on te fête, toi et ton œuvre chirurgicale.

« D'autres ont dit les grands traits de ta carrière et ont mis en relief tes qualités de chirurgien. Ils l'ont fait en admirateurs sincères et en gens de métier capables de te juger et de t'apprécier. Je n'insisterai donc pas. Dans ce domaine purement scientifique, tu es connu de tous, tu es rangé parmi les maîtres et déjà connu par les jeunes comme un classique.

« La distinction que tu viens d'obtenir et que nous fêtons donne à ton savoir et à tes travaux une sorte de consécration officielle, et nous sommes heureux et fiers de voir notre première Société savante te compter parmi ses membres. Mais ce que nous aimons surtout à nous rappeler, nous qui connaissons ton passé, qui avons été témoins comme amis et camarades de ta vie privée, ce sont tes efforts inouïs et constants pour arriver à la situation prépondérante que tu occupes. Plus que personne, je puis savoir quel a été ton courage et ton énergie, puisque j'ai pu te suivre dans tes études et dans ton évolution chirurgicale pendant plus de trente ans.

« Oui, messieurs, c'est une amitié de plus de trente années (exactement 32 ans) qui me lie à Monprofit. Il était mon ancien quand, en 1878, j'ai commencé mes études de médecine dans cette école d'Angers à laquelle nous appartenons presque tous et pour laquelle nous avons conservé l'attachement le plus vif et la reconnaissance la plus profonde. Déjà, il nous donnait l'exemple du travail, accueillant et bienveillant pour les jeunes qui voulaient travailler, mais aussi, il faut bien le dire, peu engageant pour les fêtards et les mauvais étudiants.

« Quand il était interne à l'hôpital d'Angers, j'ai su, lorsque je l'y ai remplacé, qu'il se faisait, malgré les fatigues du jour, réveiller dès cinq heures du matin pour travailler. Le premier arrivé dans son service, il étudiait minutieusement ses malades, préparant déjà le fond de ses connaissances étendues, qui devaient l'amener plus tard à remporter à Paris tous les succès que vous savez. Et pendant ce temps, il restait bon camarade, indiquant à ses amis plus jeunes ce qu'ils avaient de mieux à faire pour arriver le plus vite au but désiré. C'est à lui que je dois d'avoir connu notre maître commun, le professeur Terrier, et c'est aussi grâce à lui que j'ai pu devenir l'élève de l'homme de notre époque qui a peut-être le plus fait pour la chirurgie.

« Quand il a quitté Paris pour revenir dans son pays natal, il s'est dévoué avec toute son ardeur à l'œuvre de la décentralisation chirurgicale. Là, il devient véritablement chef d'école, en réunissant autour de lui les éléments capables de le seconder. Il encourage Marcel Baudouin à grouper les jeunes chirurgiens de province en fondant les Archives provinciales de Chirurgie. Il le soutient ensuite dans ses efforts pour l'organisation de l'Institut de Bibliographie où nous pouvions tous nous tenir au courant de ce qui se faisait en chirurgie dans le monde entier. Il entrevoit bientôt pour cette œuvre de décentralisation l'importance du Congrès Français de Chirurgie qui permet aux jeunes de suivre leurs aînés et de se faire connaître en les imitant. Il nous y attire tous, prend lui-même une des parts les plus actives dans les discussions et les communications et ne tarde pas à en devenir le Président.

« Vous le voyez toujours entouré de ses amis qu'il semble toujours mener au combat, car notre ami, en dehors de ses qualités d'homme de science, est un tribun. Il lutte par la parole et par ses écrits ; toujours il lutte : mais en vrai disciple de Nietsche, toujours aussi il remporte la victoire.

« Puisses-tu, mon cher Ami, continuer encore longtemps dans cette voie de triomphes successifs et consacrer à notre art sublime le meilleur de toi-même comme tu l'as fait jusqu'ici. C'est le vœu le plus sincère que je forme aujourd'hui et je suis sûr qu'il sera partagé par tous ceux qui t'entourent et qui te fêtent avec tant d'entrain et de joie. »

Discours de M. HÉBERT DE LA ROUSSELIÈRE père, au nom et comme Président de la Société des Sciences médicales d'Angers

M. Hébert de la Rousselière père, au nom et comme président de la Société des Sciences médicales, s'exprime ainsi :

« Mon cher Monprofit,

« Je suis heureux de pouvoir encore vous adresser ici mes félicitations. Doubles félicitations.

« D'abord, vous avez été nommé il y a quelques semaines, membre correspondant de l'Académie de Médecine. Les savants qui composent cette docte société sont difficiles et pour cause. S'ils vous ont choisi, c'est qu'ils ont tenu à récompenser en vous l'éminent chirurgien qui, par ses nombreux travaux, ses découvertes a rendu tant de services à la science opératoire.

« Honneur à vous, honneur pour nous et pour notre Anjou. Puis je tiens encore à vous féliciter de votre nomination comme député de la première circonscription d'Angers. Là encore, les électeurs ont été heureux de choisir comme leur représentant au Parlement le Maire libéral, le bon et intègre administrateur de notre cité.

« Aujourd'hui, mon cher Monprofit, tout est à la joie autour de vous ; moi aussi je suis heureux d'être encore ici au milieu des amis. Et pourtant un nuage de tristesse diminue le rayon de mon soleil de bonheur. Ah ! faut-il vous le dire ? Oui. Le jour où j'ai déposé votre bulletin dans l'urne, ma raison a dû passer au-dessus de mon cœur : et je me disais, prévoyant depuis longtemps votre succès : Mon Dieu, je ne verrai donc plus cette automobile, qui, chaque matin se dirigeant vers la demeure du pauvre, apportait à ceux qui souffrent tant de science et de bonté.

« Votre science tout le monde l'admire et votre charité quoique plus discrète est combien grande et bonne ! La main, la bourse sont toujours ouvertes pour soulager la misère dans votre service. Aussi votre exemple a été imité et Messieurs les Étudiants en médecine ont fondé une caisse de secours pour les indigents qui sortent de l'Hospice.

« Ah ! le pauvre blessé, le pauvre convalescent que trouvent-ils à la porte de sortie ? Souvent ni femme, ni enfants, ni parents ni amis. Mais dans le pauvre baluchon vide vous avez, vous, généreux étudiants, glissé quelques pièces de monnaie qni permettent au pauvre déshérité de la vie, le soir, de trouver un gîte et dans la journée, assis sur le bord du fossé de la longue route, de manger le morceau de pain de la charité. Ah ! mes chers étudiants, vous avez aujourd'hui tous les atouts dans votre main. Qui vous dit qu'un jour la gêne et le chômage médical ne viendront pas s'asseoir à votre foyer ?

« Vous vous rappellerez ces bonnes actions du début de la vie. Et quand on a été généreux pour les autres on supporte mieux l'adversité.

« Deux mots encore à vous, mon cher Monprofit. La Providence vous a récompensé de vos efforts, de vos luttes pour le Bien. Ne tenant compte, ni de nos regrets, ni de notre chagrin du départ, elle est allée dans la pépinière choisir l'arbre vigoureux que vous êtes et elle a tenu à le planter dans ce grand et beau champ qu'on appelle la France.

« Un jour, un brave soldat, La Tour d'Auvergne, le premier grenadier de la République, tomba frappé d'une balle au cœur. Le soir, à l'appel, quand on prononçait son nom, on disait : Mort au champ d'honneur.

« Et vous, mon cher Maître, quand on ne vous verra plus on prononcera votre nom, on demandera où vous êtes, et si nous regrettons votre départ, nous nous consolerons un peu en sachant que vous êtes à défendre ce que nous aimons tant, la Patrie, la Justice et la Liberté. Je vous tends la main, cher et bon ami. Dans votre nouvelle tâche, je vous souhaite courage, bonne chance et bonheur.

« Permettez-moi maintenant, au nom de tous vos confrères, étudiants et amis, de vous offrir cet objet d'art. Toutes les bourses se sont déliées pour l'achat de ce souvenir, les grandes, les moyennes, les petites. Chacun est venu apporter son obole, son petit grain de sable cimente le tout avec l'affection et la reconnaissance que vous méritez si bien. »

Un magnifique objet d'art, un bronze de Chapu « La Pensée », est remis alors à M. Monprofit.

Discours de M. le Docteur THIBAULT
Vice-Président de l'Association médicale de Maine-et-Loire

M. le docteur Thibault s'exprime ainsi :

« MON CHER MAITRE, MES CHERS AMIS,

« L'Académie de Médecine vient d'élire deux membres correspondants nationaux dans la section de Chirurgie; son choix m'honore à un haut degré car ces deux élus sont deux de mes camarades d'études, deux de mes meilleurs amis.

« Façonnés par les grands maîtres qui ont introduit en France la Méthode Listérienne, plus spécialement élèves de Terrier, également armés pour la lutte des concours parisiens, Delagénière et Monprofit ont préféré apporter en province cette chirurgie nouvelle, hardie et téméraire, en apparence, superbe en réalité par ses résultats.

« C'était en 1888-89, que ces deux pionniers ouvraient la route à la décentralisation. Leurs succès rapides émerveillèrent leurs collègues de salle de Garde et l'exode des jeunes chirurgiens vers la province se fit bientôt si actif qu'il n'est pas maintenant une ville de quelque importance qui ne possède un chirurgien de valeur. Ce qui nous paraît si simple à l'heure actuelle était singulièrement ardu en 1888. A cette époque, en province du moins, le domaine chirurgical était très restreint; les statistiques plutôt sombres n'étaient point faites pour exciter l'enthousiasme du public; aussi quand nos amis apportèrent dans notre France occidentale leur bagage chirurgical et en firent l'inventaire, hystérectomie, chirurgie des annexes, chirurgie du foie, du poumon, du cerveau, de l'estomac, etc..., l'impression du public médical fut plutôt réservée.

« Mais nos amis étaient déjà des maîtres et en quelques mois ils avaient émerveillé les praticiens et fait le public confiant dans les ressources de la Chirurgie.

« 1888-1910! Dans ces vingt-deux années, que de chemin parcouru! Tous les deux vous avez acquis une maîtrise incontestée; l'on vous place au rang des premiers chirurgiens et les témoignages se multiplient qui viennent attester l'estime que l'on a pour vos travaux scientifiques ou votre talent chirurgical : en 1889, le Prix Laborie est décerné à l'un de vous, à l'autre le prix Meige, en 1903; en 1906, Monprofit préside le Congrès de Chirurgie, Delagénière aura le même honneur en 1910, tout récemment enfin, l'Académie de Médecine vous ouvre ses portes.

« Quelle belle carrière vous fournissez! Vous êtes dans la pleine maturité de vos facultés et déjà vous avez conquis les plus hautes récompenses que puisse rêver un talent.

« Quel encouragement pour vous, mes jeunes amis, mais, aussi quel enseignement !

« *Labor omnia vincit...* » Jamais la parole du poète ne fut plus vraie : je les ai vus à l'œuvre, mes deux collègues d'internat, à Angers, puis à Paris, ils travaillaient avec acharnement et ne se reposaient jamais. Nous t'avons vu ici, Monprofit, surmontant les difficultés les plus grandes et les plus variées, en butte à l'École de Médecine à une hostilité tenace et toujours plus ridicule et plus mesquine à mesure que tu grandis davantage.

« Ceux qui ne voient que les résultats acquis ne peuvent imaginer la lutte qu'il t'a fallu soutenir.

« Que d'interventions tu as pratiquées depuis vingt années, soit à Saint-Martin, soit à l'Hôpital, toujours avec la même conscience et le même désintéressement, toujours avec la même dextérité et le même sens chirurgical.

« Dans tes matinées passées à l'Hôpital, tu as pour objectif constant, la formation des élèves et ton enseignement si clair, si précis, si vivant, porte ses fruits : les nombreuses thèses inspirées par toi, le nombre et la valeur des jeunes chirurgiens qui se sont formés à ton école en attestent les qualités scientifiques; et n'as-tu pas maintes fois remarqué à quel degré nos praticiens du département possèdent un sens clinique éclairé et combien, consciencieux dans l'examen du malade, ils s'attachent à faire un diagnostic précis, et savent en déduire l'indication opératoire juste? Où ont-ils pu puiser ces qualités sinon dans la fréquentation quotidienne de ton service ?

« Tes anciens élèves t'ont jugé le plus digne de présider notre Société locale de Prévoyance, notre Association médicale, tu as toujours justifié leur choix. Lorsque tu as accepté de siéger au Conseil général, n'étais-tu pas guidé par le désir de mieux soutenir nos intérêts menacés sur divers points?

« Ardent patriote, tu ne pouvais rester indifférent à une évolution politique qui met en péril notre chère France ; mais ce fut chez tes amis une impression de stupeur quand fut connue ta décision d'entrer dans la lutte, car ton élection était assurée d'avance, et du coup Angers perdait son grand chirurgien; à présent notre joie est sans mélange puisque sachant que les exigences de ton mandat à l'assemblée législative n'empêchent pas que chaque semaine tu demeures quelques jours à Angers, nous sommes sûrs de garder notre grand chirurgien et nous avons un Député qui saura défendre énergiquement nos intérêts professionnels si l'on s'avise de légiférer contre nous.

« Mes chers Amis, je vous invite à lever votre coupe à M. le professeur Schwartz qui nous fait l'honneur de venir présider notre banquet en représentant à cette manifestation l'Académie de Médecine, à Henry Delagénière, membre correspondant de l'Académie de Médecine, au professeur Monprofit, Président de notre Association médicale, notre éminent chirurgien, la gloire de notre Anjou, le Député de notre première circonscription, membre correspondant national de l'Académie de Médecine. »

6

Discours de M. le Docteur LABESSE au nom de l' « Anjou Médical »

Au nom des rédacteurs et des collaborateurs de l'*Anjou Médical*, M. le docteur Labesse prend la parole en ces termes :

« Mon cher Ami,

« Je suis chargé par les rédacteurs et les collaborateurs de l'*Anjou Médical* de vous présenter, dans cette fête amicale, leurs hommages et leurs compliments.

« Si la revue que nous avons fondée en 1894 avec le savant concours de notre excellent ami, le D' Thibault, a pu conquérir une place des plus honorables dans la presse médicale, c'est surtout à votre autorité scientifique qu'elle le doit : n'est-ce pas dans notre revue, en effet, que le plus souvent vous avez porté tout d'abord vos travaux originaux à la connaissance du monde savant ? Aussi l'*Anjou Médical* est-il fier de son directeur, fier de votre élection à l'Académie de Médecine.

« Nous, vos amis de la première heure, mieux que personne, nous savons les difficultés de toutes sortes, les inimitiés sourdes ou avouées que vous avez rencontrées, que vous rencontrez tous les jours dans votre vie professionnelle : c'est une gloire pour vous que les envieux ne peuvent vous pardonner d'avoir un renom chirurgical estimé.

« Et c'est pour nous une grande et légitime joie de voir des corps savants comme l'Académie de Médecine honorer dans leur indépendance des chirurgiens comme Monprofit et Delagénière.

« Mon cher Monprofit, en vous apportant les félicitations des rédacteurs de l'*Anjou Médical*, j'apporte encore les sentiments d'admiration pour l'homme public qui ne s'inspire dans ses fonctions que du plus noble et du plus désintéressé des dévouements : le Patriotisme.

« Je porte la santé du Professeur Monprofit, membre correspondant national de l'Académie de Médecine, maire et député d'Angers. »

Discours de M. le Docteur LEPAGE, d'Angers
Président du Syndicat médical d'Angers

Ensuite M. le docteur Lepage, d'Angers, prend la parole en ces termes :

« Mes chers Confrères,

« Choisi par quelques-uns d'entre vous pour être l'arbitre de leurs destinées professionnelles, je considère comme mon devoir de rechercher les bonnes actions et d'en tirer la morale. Or, n'est-il pas tout à l'honneur de Monprofit d'avoir sacrifié tous ses intérêts pécuniaires, professionnels et même scientifiques pour la défense de ses idées. Et sans faire ici aucune allusion politique, ce que je ne voudrais à aucun prix, ne peut-on affirmer qu'il ne peut espérer aucune compensation à sa nombreuse clientèle dans son traitement de député, à sa notoriété scientifique dans un siège au Palais-Bourbon. Et cependant, il n'a pas hésité à tout abandonner pour faire ce qu'il a pensé être son devoir.

« Eh bien, mes chers Confrères, je viens vous demander de reporter cet exemple dans l'exercice de votre profession ; je viens vous demander de savoir sacrifier le petit bénéfice du moment aux plus grands intérêts de l'avenir, de vous faire, jeunes et vieux, officiels et praticiens (puisque le mot est lancé) des concessions réciproques. Plus de coteries ! plus de petites chapelles ! plus de mesquines questions de personne ! Enveloppons-nous tous du même drapeau, celui du devoir professionnel.

« Et puisque je vois à la présidence de cette superbe réunion le docteur Hébert, un confrère respecté qui n'a jamais su ce que c'était que de ne pas dire tout ce qu'il pense, je puis bien le suivre dans cette voie et ajouter : Pour vous excuser, pour justifier à vos yeux cette prétention de rester en dehors d'une bonne union confraternelle, vous dites : « Je veux conserver ma liberté et mon indépendance. »

« Or, ce que vous appelez votre liberté n'est souvent que votre intérêt ; et votre indépendance dissimule mal votre égoïsme. Votre prétendue liberté n'a que le grave défaut d'être une entrave à la liberté des autres. Pour être libres, il faut être forts, et pour être forts, il faut être unis.

« Mais je m'aperçois que ne voulant pas faire de politique, je me suis mis à faire un sermon, et que j'oublie celui que nous fêtons aujourd'hui ; il me le pardonnera, parce que je ne le sais indifférent à rien de ce qui touche à la plus grande considération de notre profession. Aussi, c'est avec confiance que je lève mon verre à Monprofit qui deviendra, comme député, le meilleur défenseur des intérêts médicaux. »

Discours de M. le Docteur MEIGNANT, de Chalonnes, au nom des anciens élèves du Professeur MONPROFIT

« Mon cher Maitre,
« Mes chers Confrères,
« Mes chers Amis,

« Qu'on l'offre ou qu'on l'accepte, un banquet est toujours d'un événement heureux. Quel qu'en soit le menu (et je dois à la vérité de dire qu'il fût ce jour-excellent !), c'est toujours le succès, acquis ou escompté, immédiat ou prochain, qu'on y chante, d'un homme ou d'une œuvre. L'entrée dans la carrière où le triomphe final, la pose de la première pierre ou le couronnement de l'édifice, sont également prétexte à réjouissances. Réjouissons-nous donc !

« Pourtant je ne constate ici ni l'enthousiasme des espoirs merveilleux en face d'un départ plein de promesses, ni la joie débordante des spectateurs amis devant l'arrivée triomphale, *meta fervidis, evitata rotis*. C'est qu'il nous fut donné d'applaudir dejà. C'est que l'avenir réserve son secret. Dès longtemps nous avons admiré les fleurs. Nous n'avons pas encore savouré tous les fruits. Nous marquons l'étape, et saluons le valeureux champion.

« Noblesse oblige ! Vers les cîmes le Destin emporte les âmes bien nées. Pour la Patrie par la science, et vers la science guidé par une intelligence, inspiré par un cœur, soutenu par une volonté, Maître, en avant ! Qu'importe si, en haut, l'ouragan politique violemment souffle et courbe les fronts ! Qu'importe si, en bas, la vague populaire sournoisement déferle, sape, effrite et mine ! Toujours plus ardent à la recherche comme à la vulgarisation de vérités nouvelles, pour la Gloire du Nom, pour plus de soulagement de l'humaine misère, deux nobles buts ! vous resterez debout, parce que vous êtes Monprofit.

« Cependant que nous, modestement, nous cheminerons par les boulevards fleuris d'Angers la belle, que nous aimons bien, comme vous ; par les sentiers ombreux longeant la douce Loire, que vous connaissez bien, comme nous. Que si, parfois, au cours de nos rêveries, mélancoliquement bercés par la philosophie des choses, nous nous attardons à songer au passé disparu, à le préférer peut-être au présent, *parva proponere magnis*, l'écho connu d'une voix puissante, vibrant au Ciel d'Anjou, nous redira que le passé vit encore avec son énergie tenace, avec sa force impétueuse autant que généreuse, et qu'il n'est pas d'oubli quand il demeure une tête fièrement levée vers le Beau, et un cœur ardemment enthousiaste du Bien. — Et l'écho répercutera l'écho !

« A la renommée du Maître, faite de savoir, d'habileté, de conscience chirurgicale et de succès, grandie encore par le nombre et l'importance des services rendus, — et aussi par la façon de les rendre —, quelqu'un parmi nous, ses élèves, peut-il prétendre ? Pourquoi pas ? La valeur ne manque pas au beau pays d'Anjou. La gloire de l'un ne ternit pas celle de l'autre. Et la magnificence du bouquet rehausse encore l'éclat de chacune des fleurs qui le composent. Chirurgiens, mes amis, dans la voie qu'il éclaire en vous précédant, marchez à grands pas après lui. Est-il plus bel idéal ? Quant à nous, plus nombreux, disséminés dans tous les sentiers où l'on peine obscurément, dont le labeur s'ennoblit du silence gardé dans les durs sillons, rappelons-nous la devise du chef qu'honore l'Académie. « Travaillons. Fi de l'envie ! Foin de la calomnie ! « Le regard rivé sur le but, qui est de bien faire ce que le devoir commande, marchez droit ! Avec de la « méthode et de la volonté, on peut tout ! »

« Cher Maître, merci du conseil qu'illustre votre exemple !

« Amis, souvenons-nous en !

« Nombreux encore autour de lui, à l'ombre toujours grandissante de ses lauriers pleins de sève, nous, ses anciens élèves, ses admirateurs reconnaissants, buvons au nouvel Académicien, à ses succès passés, présents, futurs ! »

Discours de M. GRANVAL, interne à l'Hôtel-Dieu

« Ce que je vais vous dire, mon cher maître, je l'avais souhaité pour plus tard à un autre moment. Les circonstances m'en empêchent. Comme je ne veux pas esquiver un devoir si agréable, je tiens à vous dire ce soir, au nom de mes camarades de l'internat, des choses qu'on dit à un maître qu'on aime et qu'on regrette, à la veille d'un adieu.

« Tous, ou presque tous, nous avons été vos internes. Comme tels nous étions dans votre service d'hôpital plus que quiconque près de vous. Certes, nous avons su comme tous vos élèves admirer le chirurgien ; mais ce que nous connaissons mieux que d'autres, nous, c'est le maître qui, appelé d'urgence vient à toute heure, veille aux moindres détails avant et après l'intervention, nous permet nos premiers essais dans la chirurgie et nous y guide ; celui qui, aux visites du soir, s'intéresse à nos diagnostics, timides ou audacieux, d'un mot les met en doute et dirigeant ainsi de nouvelles recherches nous laisse parfois, l'illusion d'avoir trouvé, toujours la satisfaction d'avoir fait un effort personnel, celui en somme qui, sous une direction qu'on devinait affectueuse, sans qu'il y parut parfois, nous communiquait de son enthousiasme pour sa chère chirurgie.

« Cet enthousiasme, mon cher maître, nous l'avons eu ces jours derniers, nous l'avons ce soir pour applaudir à ce choix récent de l'Académie de Médecine dont nous sommes si fiers.

« Pourquoi faut-il que ce soit justement l'heure où vous nous quittez !

« Nous voulons du moins que vous sachiez que tous les internes de l'Hôtel-Dieu — je crois que je puis dire sans crainte ceux d'hier comme ceux d'aujourd'hui — vous sont sincèrement reconnaissants et qu'ils gardent en vous voyant vous éloigner le souvenir d'un maître grand et bon. »

Autres discours

M. le docteur Dervieux, au nom des angevins de Paris, M. le docteur Tabaraud, au nom de la Caisse des retraites ; M. le docteur Faivre, professeur de clinique médicale à Poitiers, médecin consultant aux eaux de Luchon, au nom de l'Ecole de Médecine et de la presse thermale, ont prononcé des allocutions et des toasts.

Discours de M. le Docteur MONPROFIT

Puis M. le docteur Monprofit se lève, salué par les acclamations de la salle entière, et prend la parole :

« Mes chers Amis,

« Je ne sais comment vous remercier de tant de marques d'estime et d'amitié ; j'en suis vraiment confus et je ne trouve pas d'expression qui puisse traduire comme je le voudrais les sentiments de gratitude qui sont dans mon cœur. Je pourrais en prendre de l'orgueil, si je ne savais que toutes ces louanges vous sont dictées par une trop indulgente et trop bienveillante amitié.

« Mon cher maître et ami Schwartz, c'est pour moi un grand honneur de vous avoir ici aujourd'hui. Vous représentez ici la Société de Chirurgie, l'Académie de Médecine et la chirurgie française avec votre grand renom de science, de travail et d'honneur ; je me rappelle encore les circonstances déjà lointaines qui m'ont fait paraître, jeune candidat bien ému, devant le redoutable jury de l'Internat des Hôpitaux de Paris dont vous faisiez partie ; et si j'ai réussi dans ce concours, comme vous avez bien voulu le rappeler c'est grâce à votre bienveillance, grâce aussi sans doute à ce que j'avais à lutter contre des concurrents qui ont eu moins de chance que moi !

« Nous avons encore un autre lien, c'est que nous avons été tous les deux les élèves de ce grand chirurgien et de ce grand homme de bien qui se nommait Tillaux ; il nous honorait tous les deux de son amitié et je sais que nous conservons tous les deux le même culte de respect et de reconnaissance, pour sa mémoire et pour les enseignements précieux qu'il nous a donnés.

« Mon cher Depage, il y a bientôt vingt-cinq ans que nous nous sommes connus à Vienne, dans ce vaste hôpital général où nous recevions de si bonnes leçons des maîtres célèbres de l'époque : Billroth et Albert ! Aujourd'hui, professeur à l'Université de Bruxelles, tu es à la tête du mouvement chirurgical et ton renom est aussi grand en France qu'en Belgique ; l'amitié que nous avons formée ne finira, je pense, qu'avec nous-même, et tu m'en donnes aujourd'hui une preuve qui me touche profondément.

« Mon cher Delagénière, il y a bien longtemps que nous suivons côte à côte la route de la vie, obtenant presque toujours en même temps les mêmes succès, les mêmes récompenses. On nous a toujours trouvés ensemble. L'Académie de Médecine n'a pas voulu nous séparer ! Unissant tous les deux nos efforts, nous poussions, toi le battant de droite, moi le battant de gauche, et nous sommes entrés en même temps, sans effort, par la même porte largement ouverte comme deux vieux camarades unis par le souvenir des mêmes luttes, des mêmes travaux ! Il est juste de dire que nous avions des amis dans la place !

« Mon cher Hébert de la Rousselière, comment vous remercier de vos paroles si pleines de cordialité ! Elles sont trop bienveillantes et elles ont leur seule excuse dans ce qu'elles vous sont dictées par un cœur dont je connais la sincérité et la droiture et par une amitié dont j'apprécie toute la valeur.

« Et toi mon cher Thibault, médecin comme il y en a trop peu ! médecin rare et exceptionnel qui connaît et qui recherche les indications permettant de pratiquer en temps utile les opérations chirurgicales ! tu peux voir comme cette jeunesse de l'Ecole t'affectionne, et comme elle apprécie la valeur de ton enseignement qui est un honneur (hélas ! trop peu reconnu) pour notre Ecole et un bienfait pour tous les praticiens et tous les malades de notre région !

« Que mes amis Labesse, Lepage, Meignant, Tabaraud, Dervieux, Faivre, me permettent de les remercier chaleureusement pour leurs amicales félicitations qui me vont droit au cœur, comme je remercie tous les confrères présents et absents qui ont pris part à cette manifestation.

« Mes chers amis, cette réunion purement confraternelle et amicale ne doit avoir aucun caractère politique, et cependant je me permettrai, et vous m'y autoriserez, je l'espère, de vous dire quelques mots à un point de vue tout spécial.

« Je prétends qu'un médecin, qu'un chirurgien, qu'un homme de science ou de laboratoire, a le droit, et même le devoir, si cela lui convient, de dire son mot sur les affaires publiques, sans pour cela délaisser ou abandonner sa profession. Pour ma part, si je me crois autorisé à remplir un devoir politique, je ne me vois pas abandonnant la chirurgie. Et vous ? me voyez-vous abandonnant la chirurgie ? Non ! non ! ma fonction est de faire de la chirurgie, et je continuerai d'en faire autant que les circonstances me le permettront. Tant que ma main tiendra le bistouri sans trembler, tant qu'elle pourra explorer une plaie, je persévérerai dans la pratique de mon art, car c'est notre devoir de servir utilement les intérêts de la science, de notre pays, de l'humanité ! On ne doit jamais s'arrêter dans sa tâche, quand on peut venir en aide aux malheureux, lutter contre la maladie, arracher des proies à la douleur et à la mort !

« Mes chers confrères, je n'ai pas été élu député par le corps médical, car nous n'avons pas de représentation corporative ou professionnelle ! C'est vous dire que si quelques médecins ont sûrement voté pour moi, je ne puis cependant me regarder comme votre élu, et je ne saurais me consacrer exclusivement à la défense de nos intérêts ; mais vous devez bien penser que, le cas échéant, je ne les oublierai pas, car je suis convaincu qu'il est de toute importance que la situation sociale du médecin soit respectée, que sa situation matérielle soit honorablement assurée. Et c'est l'intérêt aussi du public ! Le public a intérêt, croyez-moi, à ce que les médecins qui ont soin de son hygiène et de sa santé, gagnent honorablement leur vie ; c'est pour lui la garantie de l'exercice utile et correct d'une profession dont le rôle, toujours si important, tend à s'augmenter encore chaque jour dans notre société moderne !

« Et vous, jeunes étudiants, internes de l'Hôtel-Dieu, qui me faites le grand plaisir d'assister à cette fête, vous que j'aime tant à guider dans la connaissance de la chirurgie, soyez assurés de ma gratitude, et comptez que vous aurez toujours en moi un maître parfois rude et sévère, au moins en apparence, mais aussi un ami sincère, heureux de vous guider dans la mesure de ses forces. N'est-ce pas à nous de tendre la main aux jeunes et de préparer ainsi l'avenir de notre profession et de notre pays ?

« Travaillez toujours sans trêve ni relâche pour le progrès, pour la science, pour l'humanité, persévérez dans la pratique de la bonne et loyale camaraderie confraternelle qui maintient la profession médicale parmi les plus honorables et les plus respectées.

« A vous tous, élèves, confrères et amis, merci du plus profond de mon cœur ! »

Tous ces discours ont été chaleureusement applaudis et salués de bans retentissants.

Quand M. le docteur Monprofit eut achevé le sien, une ovation unanime et des acclamations enthousiastes le saluèrent.

Puis, — la gaîté en Anjou étant de toutes les fêtes, — le docteur Fiévé interpréta quelques joyeuses chansons.

L'heure de la séparation approcha. Les convives se séparèrent, emportant un profond souvenir de ces heures amicales.

Liste des Souscripteurs

(L'astérisque indique les Souscripteurs qui ont pris part au Banquet)

ACHARD, professeur à la Faculté, médecin de l'hopital Necker, 164, faubourg Saint-Honoré, Paris.

ALGLAVE, 241, boulevard Saint-Germain, Paris.

* ANIS, étudiant en médecine. Angers.

ANTOINE. médecin major, rue d'Anjou, Angers

APPRAILLÉ, rue Aufredi, La Rochelle.

* ARCHAMBAUT, étudiant en médecine, place Falloux. 2, Angers.

ARDOUIN, Cherbourg, 32. rue Comédie.

AUBERT, Segré (Maine-et-Loire).

AUBOURG, rue Monceau, 9, Paris.

AUDOIN, Thouars (Deux-Sèvres).

* BARBARY, Chemillé (Maine-et-Loire).

* BARBARY, étudiant en médecine. Angers.

* BARNSBY, professeur de clinique chirurgicale, Membre correspondant de la Société de Chirurgie. Tours.

BARRAUT, Mortagne-sur Sèvre.

BAUDOUIN Marcel, à Croix-de-Vie (Vendée).

* BAUDRILLER, Saumur.

BAZOT. chevalier de la Légion d'honneur, Joigny.

BELOT, 102. rue Franklin, Angers.

BÉNARD-TERTRAIS, Châteaugontier.

* BERNARD, boulevard de Saumur, Angers.

* BERNARD, Doué-la-Fontaine.

BÉZY. 67. rue du Vieux-Saint-Louis, Laval.

* BIANCHI, Ancenis (Loire-Inférieure).

* BLANC. externe des hopitaux, 2, rue Volney, Angers.

* BLORDIER, étudiant en médecine, Angers.

BODINIER, Craon (Mayenne).

BOIVIN, 16, rue du Temple, Saumur.

BOLOGNESI, Le Mans.

BONNET St., rue de Turin 13, Paris

* BONNET, interne à l'Hôtel-Dieu. Angers.

BONNET Ch., 7, rue de la Chaise, Paris.

* BORDAS, La Flèche.

BORDAS, Bazouges (Sarthe).

* BOUMARD, externe des hôpitaux Angers.

* BOURCIER. étudiant en médecine Angers.

BOUSQUET, directeur de l'Ecole de médecine. Clermond-Ferrand.

* BOUSSEAU, interne des hopitaux, Angers.

* BOUVET, chirurgien dentiste. boulevard de Saumur, 9, Angers.

CADIOT, médecin-major au 25e dragons, Angers.

* CANONNE, rue Max-Richard. Angers.

CARLIER, professeur à la Faculté, 16, rue Desjardins, Lille.

CARRION, 54, faubourg Saint-Honoré, Paris.

CATHÉLINEAU, 2, avenue Hoche, Paris.

* CERF Léon, 44, rue des Lices. Angers.

* CHABERT, Seiches (Maine-et-Loire)

CHAILLOUS, chef de laboratoire à la clinique des Quinze-Vingt 8, rue Saint-Philippe-du-Roule, Paris

CHAILLOUS, Longué (Maine-et-Loire).

CHARRIER, professeur suppléant libre à l'école de médecine. rue Volney, Angers.

CHASTENET de GÉRY. chirurgien des hôpitaux, 17, rue Voltaire. Nantes.

CHESNAY, interne des hôpitaux, 31, rue Boulard, Paris.

CHESNEAU, 21, avenue Niel, Paris.

* CHEVALLIER, maire de Segré (Maine-et Loire).

CHIRON, 5, rue de Maubeuge, Paris.

CHOLOUS, Cholet (Maine-et-Loire).

CHOYAU, Luçon.

* COCARD, médecin des hôpitaux, rue Denis-Papin. Angers.

COCARD, Segré (Maine-et-Loire).
CODET. Saint-Brieuc (Maine-et-Loire).
COIGNARD, Cholet, 13, rue des Bons-Enfants.
COTELLE, place Monprofit, 24, Angers.
* COUCHOT, étudiant en médecine, Angers.
*COUETTE, étudiant, 38, rue La Fontaine, Angers.
* COULBAUD, Cholet (Maine-et-Loire).
COURTOIS, Saumur.
COUTAND, Saumur.
COUTAUD, Mouliherne (Maine-et-Loire)
DAMALIX chirurgien en chef de Charenton, 31, rue du Plateau-Saint-Maurice (Seine).
* DARGELOS. étudiant en médecine, Angers.
DARTIGUE, 85, rue de la Pompe. Paris.
DAVID. étudiant en médecine, 6, rue de la Gare, Angers.
DEBIDOUR, médecin consultant, Le Mont-Dore.
DELAGÉNIÈRE, membre correspondant de l'Académie de médecine, 15, rue Erpelle, Le Mans.
DELETTREZ, chef du service de chirurgie à l'Institut de Bruxelles. rue de la Charité.
* DEPAGE, professeur à la Faculté, avenue Louise, 75, Bruxelles.
* DERVIEUX. médecin expert près les Tribunaux, 20, quai d'Orléans, Paris.
* DIET, chirurgien de l'hôpital, Saint Nazaire.
* DRUET, le Puy-Notre-Dame.
DUDLEY-TAIT, professeur à la Faculté, San Francisco.
* DUFOUR, Corné (Maine-et-Loire).
DUGUET, étudiant en médecine, Angers.
* DUPONT, Le Louroux-Béconnais (Maine-et-Loire).
* DUPONT, d'Yzernay.
DURET, ex-chirurgien des hôpitaux de Paris, professeur de clinique chirurgicale, associé de l'Académie de médecine, Lille.
DUTEIL, étudiant en médecine. Angers.
ECOT. médecin major de 1re classse. rue Jeanne-d'Arc, 6, Tours.
ESTRADA, 85, rue La Fayette, Paris.
* FAIVRE. professeur de clinique médicale, 321, Basses-Treilles, Poitiers.
* FALIGAN, externe des hôpitaux, Paris.
* FIÉVÉ, Jallais (Maine-et-Loire).
FLU, Le Lion d'Angers.
* FOARE, étudiant en médecine, 2, rue David.
* FOLLENFANT, étudiant en médecine, Angers.
* FOLLIOT, Saint-Hilaire-Saint-Florent.
* FORTIN père, Meslay-sur-Maine (Mayenne).
* FOUCAUD, rue des Arènes, Angers.
* FOURNIER, Brissac (Maine-et-Loire.)
FRANCAIS, 69, avenue Marceau, Paris.
* FRAVAL (DU), interne des hôpitaux, Angers.
* FRONTEAU, étudiant en médecine, Angers.
GABORY, interne des hôpitaux, Angers.
GAIGNARD, Chalonnes-sur-Loire.
GAIRAL, de l'Union des Syndicats médicaux, Carignan.
* GANDAR, Saumur.
GARDOT Pierre, étudiant en médecine, Angers.
*GASCOIN, étudiant en médecine, Angers.
* GARRAUD, 26, rue du Temple. Angers.
GASTON, médecin consultant, Aix-les-Bains.
*GAUGAIN, rue Joubert, Angers.
*GESLIN, Beaufort-en-Vallée.
* GESLIN, étudiant en médecine, Angers.
GILBERT, professeur à la Faculté, médecin des hôpitaux, 27, rue de Rome, Paris.
*GILBERT, rue de la Petite-Douve, Saumur.
GIORDANO, professeur à l'Université, Venise.
*GODARD, Tigné (Maine-et-Loire).
GOUDET Pierre, étudiant en médecine, Angers.
*GOUGAUD, étudiant en médecine, Angers.
GOULLIOUD. 7, quai Tillsitt, Lyon.
GRANDGUILLOT, La Possonnière (Maine-et-Loire).
*GRANVAL, interne à l'Hôtel-Dieu, Angers.
* GRENAUDIER, Chalonnes-sur-Loire.

GRENAUDIER fils, étudiant en médecine, Angers.
*GRIAS, rue Franklin, 133, Angers.
GRIPAT, professeur suppléant libre à l'École de Médecine, rue de l'Aubrière, Angers.
*GROSGEORGE, interne à l'Hôtel-Dieu, Angers.
GRUET, médecin major de 1re classe, 6, rue Belle-Poignée, Angers.
GUERMONPREZ, chirurgien des Hôpitaux, Lille.
*GUICHARD, professeur libre de l'École de médecine, rue Bressigny, Angers.
* HACQUE, Maire de Mazé (Maine-et-Loire), chevalier de la Légion d'honneur.
HALLÉ Noel, 108. rue du Bac, Paris.
HALLOPEAU. médecin des Hôpitaux, 91, boulevard Malesherbes, Paris.
HARTMANN, professeur à la Faculté, chirurgien des hôpitaux, 4, place Malesherbes, Paris.
HAYÈS, 7, rue Perdonnet, Chelles (Seine-et-Marne.)
*HÉBERT DE LA ROUSSELIÈRE, Président de la Société des Sciences médicales, rue Lyonnaise, Angers.
*HÉBERT DE LA ROUSSELIÈRE, interne de l'Hôtel-Dieu, Angers.
HUCHARD, médecin des hôpitaux, 38, boulevard des Invalides, Paris.
*JALLOT, Renazé.
JAMIN, rue Chevreul, Angers.
JARDET, médecin consultant, 19, boulevard National, Vichy (Allier).
*JARDIN, à Bouëre (Mayenne.)
JEANBRAU. professeur de clinique, Montpellier.
*JEANNET, externe des Hôpitaux, Angers.
*JEANTY, Blaison (Maine-et-Loire.)
JOUSSELIN, Bourgueil (Indre-et-Loire.)
KALLIONZIS, Professeur à l'Université, doyen de la Faculté de médecine, Athènes.
* KAUFFMANN, rue Chaperonnière, Angers.
KŒBERLÉ, Professeur, Strasbourg.
KRAFT, médecin-chirurgien, Lausanne.
*LABESSE, Professeur suppléant libre à l'Ecole de médecine. 38, rue des Lices, Angers.
*LABESSE Paul, étudiant en médecine, Angers.
LA BONNARDIÈRE, Les Arcs (Var.)
* LAGARDE, 9, rue Bassano, Paris.
* LAIGRE, 87, rue du Rocher, Paris.
LALESQUE, membre correspondant de l'Académie de médecine, Arcachon.
LAMY, Renazé.
LANDRON, Saint-Georges-sur-Loire.
LANGENHAGEN (DE), médecin consultant, à Luxeuil.
LA PERSONNE (DE), Professeur à la Faculté, 90, Boulevard Malesherbes, Paris.
*LARIVIÈRE, rue Delaâge, Angers.
LAULAIGNE, Rochefort-sur-Loire.
*LAULAIGNE, étudiant en médecine, Angers.
LEBARZIC, Trélazé (Maine-et-Loire.)
LECLERC, rue Vignon, Paris.
*LEGAY, étudiant en médecine, Saint-Martin, Angers.
LEGUEU, Professeur agrégé à la Faculté, chirurgien des hôpitaux, 29, rue Bonne, Paris.
LELIÈVRE, boulevard Descazeaux, Angers.
LEGRAND, à Liénon, près Montauban (Tarn-et-Garonne).
LEMESLE, Loches (Indre-et-Loire.)
*LENOUÈNE, boulevard François 1er, 87, Le Hâvre.
*LEPAGE, Professeur à la Faculté, Secrétaire général de l'Association générale des médecins de France. 78, boulevard Malesherbes, Paris.
*LEPAGE, Président du Syndicat des médecins d'Angers, 8, rue Rabelais, Angers.
* LEPAGE, externe des hôpitaux, Paris.
LERMOYEZ, médecin des hôpitaux, 20 bis, rue de La Boétie, Paris.
LEROUX, 100, avenue Ledru-Rollin, Paris.
LEROY, interne à l'Hôtel-Dieu, Angers.
LETOURNEUX, Trélazé (Maine-et-Loire).

*LEVESQUE, étudiant en médecine, Angers.
*LIONET, Doué-la-Fontaine.
LOSTALOT (de), Green Home, Biarritz.
*LUSSON, La Pommeraye (Maine-et-Loire).
LUYS, 20, rue Grenelle, Paris.
*MAGNILAT, étudiant en médecine, Angers.
MAIRE, Vichy.
MALBOIS, conseiller municipal à Versailles.
MARCIGUEY, 92, avenue Victor-Hugo, Paris.
MARFAN, professeur de clinique infantile, médecin des
    hôpitaux, 30, rue La Boétie, Paris.
*MARTIN Ch., professeur suppléant libre à l'École de
    Médecine, boulevard de Saumur, 45, Angers.
*MARTIN J., rue des Lices, Angers.
MASCAREL, médecin-consultant au Mont-Dore (Puy-de-
    Dôme.)
MATHIEU, 113, boulevard Saint-Germain, Paris.
MAUGOURD, médecin des hôpitaux, place Monprofit
    Angers.
MAUNOURY, chirurgien de l'Hôtel-Dieu, Chartres.
*MEIGNANT, président du Syndicat Angers-Campagne,
    Chalonnes-sur-Loire.
*MEILLET, étudiant en médecine, Angers.
MENCIÈRE, chirurgien de la clinique de chirurgie de Reims,
    4, avenue Élisée-Reclus, Paris.
*MENGARDUQUE, Thouarcé (Maine-et-Loire).
MENUT DU BUGUET, Vernoil-le-Fourrier.
MESLIER, May-sur-Orne (Calvados).
*MEULLE, interne des hôpitaux, Angers.
MICHON, chirurgien des hôpitaux, 37, rue Vaneau, Paris.
*MILSONNEAU, maire et conseiller général, Doué-la-
    Fontaine.
MONNIER, chirurgien de l'hôpital Saint-Joseph, 49, rue
    Belle-Chasse, Paris.
MONNIER, étudiant en médecine, Angers.
MOREL, 31, boulevard Raspail, Paris.
*MOREAU, rue Montauban, Angers.
*MORINIÈRE, Saint-Florent-le-Vieil (Maine-et-Loire).
MOURE, professeur de clinique, Bordeaux.
MOURET, Brioude (Haute-Loire).
*MULLOIS, ancien chef de clinique de l'École de Médecine,
    boulevard de Laval, Angers.
NAVEAU, avenue Thiers, Le Mans.
NOGUÈS, 8, rue Marbeuf, Paris.
OLMIÈRE, Castelsarrasin (Tarn-et-Garonne).
PASQUIER, Candé (Maine-et-Loire).
PASTEAU, avenue de Villars, 13, Paris.
*PEIGNAUX, interne provisoire des hôpitaux, Angers.
PELLIER, 8, rue Létenduère, Angers.
PERCHAUD, 4, rue Sedillot, Paris.
PERREAU, rue de la Grève, Saumur.
*PETIT, rue de l'Ancienne-Messagère, Saumur.
PETON, maire de Saumur (Maine-et-Loire).
*PETRUCCI, ancien médecin en chef de l'asile de Sainte-
    Gemmes, rue Ménage, Angers.
*PEYSSONIÉ, Saint-Mathurin.
*PICARD, Morannes.
*PICHARD, boulevard du Roi-René.
PIED, Argenteuil.
*PILVEN, interne à l'Hôtel-Dieu, Angers.
*POIRIER, Durtal (Maine-et-Loire).
*POITOUT, La Membrolle.
POLGUÈRE, Paris, 28, place des Vosges.
POUPINEL, 50, avenue Victor-Hugo, Paris.
*POUSSIN, Savigné-l'Évêque.
POUSSIN, Écommoy (Sarthe).
POUSSON, avenue de l'Opéra, 49, Paris.
*POINGT, Fontevrault.
RAFFEGEAU, établissement hydrothérapique du Vésinet,
    40, rue Horace-Vernet.
*RAVET, interne des Hôpitaux, Angers.
RECAMIER, 1, rue du Regard, Paris.

REDARD, médecin chef des chemins de fer de l'État, 3, rue
    de Turin.
REGNAULT Félix, directeur de l'*Avenir Médical*, 18, che-
    min Bruyères, Sèvres.
RENON, professeur agrégé à la Faculté, médecin des
    hôpitaux, 53, avenue Montaigne, Paris.
*RENOU, Villevêque (Maine-et-Loire).
*REYMOND, sénateur, chirurgien de la Maison dépar-
    tementale de la Seine, 52, boulevard Malesherbes, Paris.
REYNÈS, chirurgien en chef des hôpitaux, 48, boulevard du
    May, Marseille.
ROBERT, 60, rue du Rocher, Paris.
ROBIN, 2, rue des Fossés-Saint-Jacques, Paris.
*ROCHER, étudiant, Angers.
ROGER, professeur à la Faculté, médecin des hôpitaux,
    9, rue Villersexel, Paris.
ROGUET, professeur suppléant, rue de Brest, Angers.
ROUILLER, 14, avenue Victor-Hugo, Beauvais.
ROUILLÈS, 2, rue Lamenais, Agen.
ROULLAND, Niort.
ROUX, Lausanne.
*ROYER, place Sainte-Thérèse, Angers.
*RUCHAUD, médecin aide-major au 135e, Angers.
SARRAZIN, médecin consultant à la Bourboule (Puy de-
    Dôme).
SAVARIAUD, chirurgien des hôpitaux, 41, rue La Fayette,
    Paris.
*SCHWARTZ, membre de l'Académie de Médecine, 183,
    boulevard Saint-Germain.
SIGAUD, rue de Jussieu, Angers.
SIMON, Beaupréau (Maine-et-Loire).
SOREL, 8, place Darcy, Dijon.
*SPILLMANN, boulevard de la Mairie, Angers.
STEINHEIL, Paris.
*SOURICE, rue du Haras, Angers.
*SOURICE, Saint-Florent-le-Vieil.
*SOURICE fils, étudiant, rue du Haras.
*SOUVESTRE, boulevard de Saumur, 5 *bis*, Angers.
*TABARAUD, Fontevrault.
*TAPON, étudiant en médecine, Angers.
TARDIF, Longué.
THIBIERGE, médecin des hôpitaux, 64, rue Saint-Mathurin,
    Paris.
*THIBAULT, professeur à l'École de Médecine, médecin
    des hôpitaux, rue du Quinconce, 8, Angers.
THOUVENIN, interne des hôpitaux, Paris.
*TILLAYE, étudiant en médecine, Angers.
THUAU, Baugé.
*THUAU fils, étudiant, Baugé.
*THUAU Charles, étudiant en médecine, Angers.
*THÈZÉE, interne des hôpitaux, Angers.
THUAU, conseiller général de Baugé (Maine-et-L.).
*TOUBON Ch., étudiant en médecine, Angers.
TOUSSAINT, médecin consultant à Hyères (Var).
*TROCHÉ, médecin principal à l'Hôtel-Dieu, Angers.
*TROCHÉ fils, étudiant en médecine, 27, rue Volney.
*TURLAIS, professeur suppléant, rue Desjardins, Angers.
*TURPAULT, rue Jules-Guitton, Angers.
VACHEZ, Les Ponts-de-Cé (Maine-et-Loire).
VANNIER, 9, rue Jeanne-d'Arc, Rouen.
VANNIER, 190, boulevard Haussmann, Paris.
VELEAU, Saulgé-le-Bruant (Mayenne).
*VERONNEAU, Chinon (Indre-et-Loire).
*VIDY, étudiant, 2, rue Volney, Angers.
VIGNARD, professeur à l'École de Médecine, rue de
    l'Heronnière, Nantes.
*VINSONNEAU, chef de travaux pratiques à l'École de
    Médecine, rue du Mail, Angers.
WALTHER, professeur agrégé, chirurgien des hôpitaux, 68,
    rue Bellechasse, Paris.
WILLEMS, agrégé à l'Université, 6, place Saint-Michel,
    Gand.